MÉMOIRES JUDICIAIRES

EN FAVEUR

DES PAUVRES ALIÉNÉS

PAR JOSEPH TISSOT,

Ancien Fondateur et Directeur d'Hospices d'Aliénés.

PRIX : 50 CENTIMES.

Se vend à Paris,

Chez l'AUTEUR, rue d'Enfer, 45, depuis midi jusqu'à trois heures.

Palais-Royal, chez MOREAU, libraire.

Boulevard de la Madeleine, à la LIBRAIRIE NOUVELLE.

1855

MÉMOIRE JUDICIAIRE

EN FAVEUR DES PAUVRES ALIÉNÉS.

Par Joseph TISSOT,

Ancien Fondateur et Directeur d'Hospices d'Aliénés.

PRIX : 25 CENTIMES.

Se vend à Paris,

Chez l'AUTEUR, rue d'Enfer, 45, depuis midi jusqu'à trois heures.

Palais-Royal, chez Moreau, libraire.

Boulevard de la Madeleine, à la Librairie Nouvelle.

1855

SECOND MÉMOIRE JUDICIAIRE

EN FAVEUR

DES PAUVRES ALIÉNÉS.

I.

Je l'ai déjà dit : Dès mon adolescence, je me dévouai au service des pauvres et trop malheureux aliénés. Je consacrai au service de ces infortunés mon âme, mon corps et mes biens. En même temps, je renonçai sincèrement à toutes les richesses, les plaisirs et les honneurs de ce monde, et je n'ai jamais dévié de mes résolutions à cet égard. Depuis lors, toutes mes actions, mes paroles, mes écrits, ont eu pour but d'améliorer et faire améliorer le sort des pauvres et trop malheureux aliénés. Si mes adversaires, avec leur malice et leur méchanceté ordinaires, m'accusaient d'avoir plusieurs fois changé mes opinions politiques et religieuses et d'avoir parlé et écrit dans le sens des divers gouvernements qui se sont succédés, je leur répondrais que la Providence divine l'a permis ainsi, afin de m'assurer, pour mes pauvres aliénés, la protection alors nécessaire et indispensable de ces gouvernements. Il est vrai que dans ce sens je me suis souvent trompé, mais j'ai toujours agi, parlé et écrit avec sincérité. Les véritables lumières viennent de Dieu, qui les distribue à son gré à qui il veut, comme il veut, et quand il veut.

Améliorer et faire améliorer le sort des pauvres et trop malheureux aliénés, a été toute ma vie et sera jusqu'à ma mort toute ma politique, toute ma religion et ma seule et unique ambition. Tout cela est conforme aux vrais principes évangéliques, que je m'efforcerai toujours de pratiquer.

Au surplus, je ne suis, ni n'ai jamais été, ni moine, ni prêtre, ni diacre, ni sous-diacre. J'avais reconnu, dès le commencement, que pour pouvoir secourir efficacement les pauvres et trop malheureux aliénés il me fallait conserver mon indépendance, et nonobstant les menaces, les oppositions et les persécutions épiscopales, qui ne m'ont jamais fait défaut, j'ai toujours persévéré dans mes convictions et mes résolutions à cet égard.

Quant aux rapports que j'avais eus, par correspondance, avec les papes Pie VII, Léon XII et le cardinal Doria-Pamphili, je n'eus, en cela, d'autres motifs que d'éviter pour moi et pour mes congrégations hospitalières, la domination rapace et tracassière de M. de Quélein, archevêque de Paris, de M. de la Brunière, évêque de Mende, et autres; mais je m'aperçus dans la suite que j'étais malheureusement tombé de Charybde en Scylla.

II.

Il est vrai, néanmoins, comme je l'ai déjà dit dans mon premier mémoire, que j'ai fondé plusieurs congrégations hospitalières d'hommes et de femmes, pour m'aider à secourir les pauvres et malheureux aliénés des deux sexes et de toutes les religions, qui, alors, se trouvaient partout enfermés, enchaînés dans les prisons ou dans des loges d'hôpitaux pires que les prisons.

Il est vrai qu'avec mes premiers frères hospitaliers et mes premières sœurs hospitalières, reçus et formés par moi, j'ai pu fonder de nombreux hospices pour les pauvres aliénés des deux sexes et de toutes les religions, établir des revenus considérables pour les nourrir et les entretenir, et ensuite les retirer des prisons et des loges d'hôpitaux, les servir, les soigner, les consoler et les guérir en grand nombre, particulièrement tous ceux dont la maladie n'était pas trop ancienne et n'avait pas été aggravée et rendue stationnaire par de faux remèdes, et même aussi quelques maniaques et épileptiques dont la maladie datait de leur naissance; car l'incurabilité de ces maladies n'est jamais absolue. Des guérisons extraordinaires et inespérées arrivent quelquefois subitement au moment où l'on s'y attend le moins, après vingt ou trente ans de délire complet ou partiel, continu ou intermittent.

Il est vrai aussi que pendant tout le temps que les hospices que j'ai fondés sont restés sous ma direction, jamais aucun suicide, si fréquents dans tous les établissements d'aliénés, n'est venu nous attrister; que les guérisons y ont été constamment très-nombreuses, et la mortalité presque nulle.

Il est encore vrai qu'ensuite mes hospices et mes congrégations se trouvant envahis, comme c'est l'ordinaire, par de mauvais frères, astucieux, hypocrites, fainéants, gourmands, vaniteux, cupides et fanatiques, sans probité ni charité, les suicides, en mon absence, ont été très-nombreux, les guérisons très-rares, et la mortalité énorme; que les revenus très-considérables que j'avais établis ont été frauduleusement détournés, et ont été dilapidés en France et dans l'étranger, et que par suite de ces détournements frauduleux, cruels et barbares, grand nombre de pauvres aliénés, qui auraient été secourus, sont morts de faim, de désespoir et de misère; que mes anciens frères hospitaliers, qui m'avaient le plus aidé dans mes fondations, ont été persécutés, calomniés, dépouillés, et que la plupart sont morts victimes de la cupidité et de la cruauté des faux frères envahisseurs, confessés et dirigés par les jésuites.

Il est vrai encore que pendant tout le temps de mes travaux de fondation j'ai exercé les fonctions de directeur général de mes hospices et de mes congrégations, et que j'ai porté l'habit de frère hospitalier pour donner l'exemple de la charité, du zèle et du dévouement avec lesquels on doit servir, soigner et consoler les pauvres et malheureux aliénés; faisant toujours ce qui était le plus difficile et le plus périlleux, et étant constamment et réellement le serviteur de tous, non de parole, mais d'action.

Enfin, il est encore vrai que je n'ai jamais entendu que les congrégations hospitalières que j'ai fondées ou autres, autorisées ou non, ni aucun individu quelconque, laïque, prêtre ou religieux, se prétendent propriétaires à aucun titre des hospices que j'ai fondés pour les aliénés les plus pauvres et les plus délaissés; et je n'oublierai jamais, — Dieu m'en préserve! — qu'il est de mon devoir de les assurer à ces infortunés, et d'empêcher qu'ils ne deviennent jamais la proie des barbares et perfides envahisseurs.

III.

Je l'ai déjà dit dans mon premier mémoire, et je le répète ici :

Je demande justice pour les aliénés les plus pauvres, les plus souffrants et les plus délaissés auxquels j'ai consacré, dès mon adolescence, ma fortune, mes travaux, mon industrie, mes veilles et toute mon existence. Je demande justice pour ces infortunés, qui sont partout les plus souffrants et les plus malheureux des hommes.

Je demande justice pour mes anciens frères hospitaliers, qui ont survécu à leurs pénibles travaux, lesquels sont maintenant persécutés, calomniés, dépouillés, après m'avoir aidé à fonder de nombreux hospices, à retirer les pauvres aliénés des prisons, à les amener dans les hospices que j'avais fondés pour eux, et à les servir, les soigner, non comme des criminels ou des bêtes féroces, mais comme nos frères et comme les malades les plus souffrants et les plus dignes de compassion et de pitié.

Enfin, je demande justice pour moi, maintenant dépouillé, dénué de tout, calomnié, persécuté à l'âge de soixante-quinze ans, avec de graves infirmités, par les barbares et cupides envahisseurs de mes hospices, qui se font appeler les *révérends pères de Saint-Jean-de-Dieu*, lesquels me doivent, cependant, le bon pain qu'ils mangent; les belles robes pharisaïques qu'ils portent et mes hospices qu'ils habitent et qui valent plusieurs millions.

Mais pour pouvoir obtenir justice contre de telles gens, je suis contraint, non-seulement de repousser les infâmes calomnies jésuitiques, inventées et propagées contre moi et contre mes anciens frères hospitaliers; mais aussi de démasquer mes adversaires, et de dévoiler leurs affreuses perfidies; ce que je ferai ensuite plus amplement dans les *mémoires de ma vie, de mes travaux et de mes fondations* que je publierai prochainement.

IV

Or, j'ai dit dans mon premier mémoire, comment le frère Magallon, pour mieux me tromper et tromper tout le monde, avait porté illégalement et audacieusement trois décorations, les deux premières sans brevet, et la troisième, celle de la Légion d'honneur, avec un brevet qu'il avait falsifié; mais je n'ai pas dit comment il avait été blessé. Voici à cet égard la vérité.

Lorsque Napoléon Ier venant de l'île d'Elbe eut débarqué près de Fréjus, Magallon, qui se trouvait alors à Marseille, se mit à la tête d'une bande de *Trestaillons* et vola avec eux à la poursuite de Napoléon pour tâcher de le tuer. Mais arrivés près de Grenoble, les paysans de l'Isère, au lieu de se joindre à cette bande de brigands et d'assassins royaux, la reçurent à coups de fusil. Magallon, saisi de frayeur, fut le premier à prendre la fuite, et dans sa fuite, une balle l'atteignit derrière la jambe, le blessa légèrement et ne l'empêcha pas de courir. Cependant sa frayeur fut si extrême, qu'il en perdit la tête, et prenant alors un jeune homme de sa bande pour un ennemi, il l'assaillit à coups de sabre et lui estropia un bras. J'ai vu moi-même, plusieurs années après, ce jeune homme à l'hôpital Saint-Esprit de Marseille, demandant à Magallon une petite pension viagère pour dommages et intérêts.

V

Il est sans doute que toutes les œuvres de ma vie et tout ce que j'ai fait pour l'humanité souffrante, depuis mon adolescence jusqu'aujourd'hui, à l'âge de soixante-quinze ans, repoussent loin de moi, avec indignation, sur la tête de mes calomniateurs, toutes les infâmes calomnies, usitées en religion et qui sont suscitées par l'orgueil, l'esprit de domination, l'envie, la haine, la cupidité, le fanatisme de ceux qui les inventent ou les propagent. Il est même remarquable que mes principaux calomniateurs, comme M. de Quélein, archevêque de Paris, M. Naudo, archevêque d'Avignon et autres, ont été dès ce monde même, justement, sévèrement et miraculeusement châtiés par la justice divine.

VI

D'ailleurs, je ne sache pas que personne, parmi tous ceux que l'on considère comme des bienfaiteurs de l'humanité, ait jamais entrepris une œuvre d'humanité et de charité si utile, si difficile, si périlleuse, si urgente et si charitable que la mienne, et l'ait accomplie avec autant de zèle, de dévouement et de succès que moi. Les Vincent de Paul, les Pinel tant louangés, tant canonisés idolâtriquement par tous ceux qui y trouvent leur plaisir ou leur intérêt, n'ont jamais fait pour l'humanité souffrante rien de semblable, ni d'approchant. Ils ont passé leur vie bien tranquillement, bien paisiblement, sans opposition, sans persécution, ne manquant de rien, ne se privant de rien, et ont accompli chacun de son côté, très-facilement, un bien très-facile et sans péril; tandis que moi, pauvre serviteur des pauvres et trop malheureux aliénés, qui sont les malades les plus souffrants, les plus délaissés, les plus oubliés, les plus maltraités, parcourant à pied toute la France, et particulièrement les pays les plus pauvres, pour les secourir, j'ai passé pendant quarante ans les jours aux travaux de fondation et d'hospitalité, et les nuits, assis sur une chaise, auprès des aliénés les plus malades ou les plus furieux, au péril de ma vie et de ma santé, ne prenant pour toute nourriture que du pain et de l'eau, me privant constamment, même du plus strict nécessaire, pour pouvoir mieux secourir ces infortunés; et cela, au milieu des oppositions, des persécutions et des calomnies épiscopales, cléricales, monacales, jésuitiques et autres! Et c'est ainsi, qu'avec l'assistance et par la volonté de Dieu, j'ai accompli une œuvre d'humanité et de charité immense, que personne jusqu'alors n'avait osé entreprendre.

Et si maintenant, à mon âge avancé et avec mes infirmités, je ne puis plus servir corporellement les pauvres et trop malheureux aliénés, je les sers et les servirai encore jusqu'à ma mort, en publiant des ouvrages, fruits de ma longue expérience et de mes nombreuses observations, pour indiquer les moyens de les bien traiter et de les guérir, tout en continuant à me priver de mon nécessaire, autant que mon âge avancé et mes infirmités me le permettront, afin de pouvoir continuer à secourir efficacement ces infortunés. Et cependant, je le déclare ici formellement, je ne veux être ni louangé, ni canonisé, ni pendant ma vie ni après ma mort (1), par la raison que je suis chrétien, et que je considère toutes les gloires de ce monde comme de véritables folies idolâtriques qui proviennent d'orgueil, d'ambition, de vanité, de cupidité, de superstition et de fanatisme.

J'abhorre l'idolâtrie sous quel nom et sous quelle forme qu'elle se présente, parce que l'idolâtrie est toujours avide de sang, parce qu'elle demande et exige sans cesse des victimes humaines, dans tous les pays, sous toutes les formes et par toute sorte de moyens, parce qu'elle est la source de tous les maux qui affligent l'humanité, parce qu'elle rend tous les hommes fous et plus cruels et plus sanguinaires que les bêtes les plus féroces. (*Lisez l'Histoire de toutes les Églises et les relations des Voyageurs.*)

(1) L'abbé Delasalle, après avoir employé toute sa fortune et ses travaux à fonder sa congrégation et des écoles gratuites pour l'enseignement des enfants pauvres, fut calomnié et outragé par les frères qu'il avait reçus dans sa congrégation, et poursuivi partout par les calomnies des évêques. Il mourut ensuite à Rouen de chagrin et de misère : il était à l'agonie, lorsque l'archevêque de Rouen envoya un de ses chanoines auprès de son lit de mort, pour lui faire la lecture de l'ordonnance d'interdiction comme à un mauvais prêtre. Néanmoins, il y a quelques années qu'on a jugé à propos de le *béatifier*, et l'on travaille maintenant à le *canoniser*. L'abbé de Létrange, fondateur des trappistes actuels, a subi les mêmes outrages, les mêmes calomnies et il est mort de la même manière. Et pourquoi ? Parce que ces deux hommes aimaient les pauvres et croyaient à l'Evangile. On l'a dit : « Les congrégations religieuses, les couvents, font un peu de bien au commencement et *après beaucoup de mal.* » C'est l'expérience de tous les siècles, de tous les pays, de tous les cultes, de toutes les religions où il y a des couvents, et la mienne propre : il y a toujours dans les couvents, l'esprit de cupidité et de rapacité, couvert du masque de l'hypocrisie, sans compter les autres vices. Il en est ainsi de tout ce qui vient du génie du mal et appartient à l'idolâtrie. *Un peu de bien trompeur et fallacieux au commencement, et beaucoup de mal après.*

VII.

Pénétré de la bonté et de la vérité de la cause que je défends, j'espère en la justice divine et en la justice humaine; mais je n'ignore pas que mes adversaires, spoliateurs barbares du patrimoine de mes pauvres et trop malheureux aliénés, comptent sur l'appui et l'influence de certains prélats, sur leurs mensonges et leurs calomnies, sur l'argent corrupteur qu'ils ont frauduleusement détourné, sur les manœuvres coupables de leurs agents salariés, ou bénévoles par fanatisme ou esprit de parti, sur les intrigues jésuitiques et monacales, sur mon âge avancé et mes infirmités, sur mon indigence, après avoir fondé pour les aliénés pauvres des hospices qui valent plusieurs millions; sur l'indigence de mes anciens frères hospitaliers, qu'ils ont aussi dépouillés complétement; enfin sur la consommation de *l'assassinat jesuitique*, qu'ils mettent depuis longtemps en pratique, et qui consiste à dépouiller, d'abord par ruse, sans bruit et sans violence, doucement et complétement leurs victimes, à les outrager et calomnier ensuite, à les faire passer pour des fous ou des mauvais sujets; et si elles veulent réclamer justice, ils font en sorte qu'elles ne trouvent ni avocats ni avoués qui veuillent se charger de leur cause; ils les font prévenir ou corrompre par leurs agents salariés ou fanatisés; ils font en sorte qu'elles ne puissent se procurer l'argent nécessaire pour faire face aux frais de justice; et si elles ont recours à l'assistance judiciaire, ils emploient le mensonge, la chicane et la calomnie pour la leur faire refuser; ils cherchent à leur faire soustraire ou voler les pièces, les papiers qui peuvent être produits au procès contre eux. Et si les victimes, pressées par la faim et la misère, se présentent aux hospices qu'ils ont fondés, les portiers ont l'ordre de ne pas les laisser entrer; mais si elles sont entrées et se trouvent dans l'intérieur, les révérends pères, cruels et barbares usurpateurs, les font empoigner par leurs domestiques,—car ils ont des domestiques, — et les font traîner ou porter dehors; enfin si les victimes leur adressent des lettres, soit pour demander ou réclamer des choses justes, soit pour se plaindre de leurs injustices et de leur cruauté, soit pour les ramener à la probité, à la vertu, soit pour protester contre leurs iniquités, leur barbarie, leurs usurpations, jamais aucune réponse! Ils gardent le plus profond silence et le plus profond secret sur tout ce qui les concerne, et les recommandent à tous ceux qui habitent avec eux : enfin, ils emploient tous les moyens d'intimidation, de fraude et de corruption qu'il est possible d'imaginer, et ils poursuivent ainsi leurs victimes, *jusqu'à ce que la mort s'en suive*, lentement, secrètement, jésuitiquement, par la faim, le chagrin, le désespoir et la misère, toujours espionnées, toujours suivies, menacées, intimidées par leurs agents salariés ou fanatisés; et sitôt qu'une victime est tombée et a rendu le dernier soupir, ils se présentent alors en robes noires autour du cadavre, font semblant de gémir et même de pleurer, s'ils le jugent nécessaire, payent hypocritement les messes et les frais de funérailles, et même dans la suite, après un certain temps, — s'ils y trouvent leur intérêt, les frais de *beatification* et de *canonisation*.

C'est là *l'assassinat jésuitique* usité en religion, mais qui n'est pas prévu par le Code pénal, quoiqu'il soit le plus cruel, le plus barbare et le plus atroce de tous les assassinats.

Cependant, si malgré tout, la victime a pu résister à toutes ces manœuvres coupables et homicides, si elle a pu éviter la mort, les révérends pères redoublent alors d'efforts et d'acharnement : ils emploient la menace et l'intimidation avec plus d'audace et de cruauté; ils lui font tendre, par leurs agents salariés ou fanatisés, mille nouveaux piéges affreux, pour la déshonorer et la perdre, tout en continuant à répandre et à faire répandre contre elle les plus infâmes calomnies.

Et si la victime calomniée, dépouillée complétement, étant réduite aux dernières extrémités de la misère, se trouve dans la pénible et douloureuse nécessité, pour ne pas mourir de faim, de faire demander quelque argent aux voleurs en robes noires qui l'ont dépouillée, alors ces voleurs en robes noires, s'ils ont peur du scandale, s'ils craignent que les cris de la victime n'éveillent le ministère public et appellent les investigations de la justice, s'ils redoutent la police correctionnelle et les assises, alors, dis-je, ils lui font remettre de temps à autre, pour l'apaiser, quelques modiques sommes, en ayant l'air de lui faire l'aumône, et profitent de l'occasion pour lui dresser ou faire dresser quelque nouveau piége, ou pour lui arracher frauduleusement par ruse, par menace ou intimidation, des *renonciations*, des *reçus*, des *quittances* subreptices en leur faveur, mais avec la menace toujours répétée de la faire mourir de faim, si elle ne garde pas le silence sur tout ce qui s'est passé ; et tout cela en attendant la prescription, ou un accident, une infirmité, une maladie qui affecte la victime et l'empêche de se défendre, ou des circonstances plus favorables pour consommer *l'assassinat jésuitique.*

Au reste, ce n'est là que la moindre partie des moyens odieux et homicides que les *révérends pères de Saint-Jean-de-Dieu*, presque tous anciens laquais ou domestiques fainéants et gourmands, conseillés, confessés et dirigés par les jésuites, emploient pour dépouiller complétement leurs victimes et consommer sur elles *l'assassinat jésuitique,* qui est, comme nous l'avons dit, le plus cruel, le plus barbare, le plus atroce de tous les assassinats.

Certes, je suis persuadé, je suis convaincu qu'il n'y a ni tigre, ni chacal qui les surpasse en cruauté, ni de boa, ni de renard qui les surpasse en ruse et en perfidie. J'en ai la preuve et l'expérience, et je ne puis en douter.

VIII.

J'ai dit dans mon premier mémoire comment j'avais fondé de nombreux hospices pour les pauvres et trop malheureux aliénés, et de nombreuses écoles primaires pour l'enseignement gratuit des enfants pauvres des deux sexes et de toutes les religions, dans les contrées les plus pauvres de la France.

J'ai dit comment j'avais fondé à Paris un hospice pour les aliénés les plus pauvres, les plus souffrants et les plus délaissés; comment j'avais établi des revenus très-considérables pour la nourriture et l'entretien de ces infortunés, nonobstant les oppositions, les persécutions et les infâmes calomnies de M. de Quélein, dont ce misérable et pour ses autres méfaits, fut justement châtié par la justice divine.

Eh bien! cet hospice que j'ai fondé à Paris, maintenant rue Oudinot, 19, je l'ai destiné aux pauvres et trop malheureux aliénés idiots, estropiés, paralytiques, stupides, muets, que leur réclusion perpétuelle et continuelle à Bicêtre, dans le quartier des *Gâteux*, rend incurables et les fait mourir lentement, cruellement, avec des ennuis et des souffrances physiques et morales inconcevables, indicibles; le changement de lieu et de maison, les visites et les consolations de leurs parents et de leurs amis, et une bonne direction morale telle que je l'ai indiquée dans le *Projet de nouvelle organisation des établissements d'aliénés*, que j'ai publié, étant les seuls et uniques remèdes qui puissent les soulager ou les guérir, quelles que soient d'ailleurs la gravité et l'ancienneté de leur maladie.

IX

Eh bien, en mon absence et pendant que j'étais occupé à faire d'autres fondations charitables, le frère Paul-Pierre-Raphaël de Magallon dont j'ai parlé, que j'avais reçu gratuitement et par charité dans ma congrégation hospitalière de Saint-Jean-de-Dieu, abusant de ma confiance et de mon absence, et disposant des revenus considérables que j'avais établis pour la nourriture, l'entretien et le logement des pauvres aliénés les plus délaissés, les plus malheureux et les plus souffrants de la capitale, fit, frauduleusement, de concert avec cinq autres frères corrompus, l'acquisition de deux hôtels contigus, situés dans la rue Oudinot, 19, disant que c'était pour loger les pauvres aliénés et continuer l'hospice que j'avais fondé pour ces infortunés; mais avec l'intention secrète, frauduleuse et coupable d'en détourner la destination et les revenus, et d'en usurper la propriété. Moi-même, étant absent, et quoique j'eusse déjà été trompé plusieurs fois par le frère Magallon, usant toujours d'indulgence à son égard, je lui envoyais mes lettres de recommandation pour mes amis et des personnes influentes de la capitale, notamment pour M. Franc-Carré, alors procureur général près la cour d'appel, et maintenant premier président à Rouen.

Le prix d'achat de ces deux hôtels réunis, rue Oudinot, 19, qui s'est porté à deux cent cinquante mille fr., non compris les frais d'acte et d'enregistrement, a été acquitté entièrement avec le produit des quêtes et des revenus que j'avais établis pour la nourriture, l'entretien et le logement des pauvres et trop malheureux aliénés, ainsi que les frais considérables de réparations et d'ameublements. Intervinrent dans l'acte d'achat les cinq frères corrompus comme coacquéreurs. C'était aussi cinq individus que j'avais reçus gratuitement et par charité. L'un d'eux était laquais de l'évêque de Luçon, un autre était domestique à l'hôpital Saint-Esprit de Marseille, un autre était un rebut de séminaire, etc., etc. Aucun d'eux n'a jamais apporté un centime au service des aliénés. Et certes ce n'est pas pour enrichir de telles gens, ce n'est pas pour les rendre propriétaires des hospices que j'ai fondés pour les aliénés pauvres, et encore moins pour enrichir un étranger résidant à Rome, qui se dit supérieur général des frères de Saint-Jean-de-Dieu, que j'ai employé ma fortune, mes travaux, mon industrie pendant quarante ans !

X

Cependant enhardi par le succès, et profitant toujours de mon absence, ledit frère Magallon, avec ses consorts, mit à exécution l'affreux projet d'usurper frauduleusement la propriété immobilière et mobilière des deux hôtels susdits, rue Oudinot, 19, de détourner cruellement et frauduleusement la destination charitable de l'hospice que j'avais fondé pour les aliénés les plus souffrants et les plus délaissés de la capitale, et d'en détourner les revenus ; et enfin, de transformer l'hospice de charité en auberge, en hôtel garni avec restaurant, tout en continuant, néanmoins, à percevoir et détourner frauduleusement les revenus très-considérables que j'avais établis pour la nourriture, l'entretien et le logement des pauvres et trop malheureux aliénés ; lesquels détournements se portent maintenant à des sommes énormes au préjudice de ces infortunés.

Et pour couvrir cette cruelle et horrible usurpation, ce détournement cruel et barbare du patrimoine de mes pauvres aliénés, ledit frère Magallon, qui se faisait appeler fastueusement *le révérendissime père Jean-de-Dieu de Magallon* et se posait fréquemment en idole pour se faire baiser les pieds, par ses laquais en robes noires, répandait partout, et faisait répandre par ses consorts et ses agents salariés avec l'argent soustrait à la caisse des pauvres et trop malheureux aliénés, *qu'il était un ancien général en retraite, décoré et blessé, avec deux cent mille francs de rente, et qu'il était aussi le fondateur des frères de Saint-Jean-de-Dieu et des hospices que moi-même j'ai fondés*; tandis qu'il n'était réellement qu'un pauvre officier *réformé* que j'avais reçu par charité.

XI

Enfin, profitant toujours de mon absence, pendant que j'étais occupé à faire d'autres fondations pour les aliénés pauvres dans les départements méridionaux, le frère Magallon et ses consorts jouissaient en paix de leurs détournements dans l'hospice de la rue Oudinot, 19, frauduleusement transformé en auberge, en hôtel garni, avec restaurant, sous l'enseigne de *maison de santé* : ils faisaient bonne chère, tenaient table ouverte pour leurs parents et leurs amis, vivaient dans la fainéantise, et donnaient à *huis clos* dans la chapelle, des concerts de chant et de musique, aux dames et demoiselles choisies et privilégiées qui avaient seules permission d'entrer, et tout cela aux dépens des pauvres et trop malheureux aliénés, du véritable fondateur, des véritables hospitaliers compagnons de mes travaux, et des habitants de Paris et des environs, qui, trompés et dupés par les révérends pères, contribuaient et contribuent encore, par leurs aumônes, aux quêtes que j'ai établies pour les pauvres et trop malheureux aliénés.

Et pendant tout ce temps de joie cruelle et barbare du *révérendissime père Jean-de-Dieu de Magallon* et de ses consorts, un grand nombre de pauvres aliénés les plus souffrants et les plus malheureux de la capitale et des pays circonvoisins, qui auraient dû être secourus, mouraient chaque jour de faim, de chagrin, de désespoir et de misère !

Oui, tous les habitants de Paris et des pays circonvoisins, particulièrement ceux qui ont contribué par leurs aumônes à la fondation de l'hospice, rue Oudinot, 19, destiné aux aliénés idiots, estropiés, muets, paralytiques qui meurent de faim dans les campagnes, d'ennui, de chagrin et de désespoir à Bicêtre, dans le quartier des *gâteux*, sont intéressés à la cause que je défends, qui est véritablement et essentiellement celle de l'humanité souffrante, réduite aux dernières et aux plus douloureuses extrémités. L'hospice que je revendique pour les aliénés les plus souffrants et les plus malheureux de la capitale, usurpé frauduleusement par des soi-disant pères de Saint-Jean-de-Dieu, vaut plus de cinq cent mille francs, et je demande qu'il soit transféré aux hôpitauxd e Paris, pour servir de succursale au quartier des *gâteux* de Bicêtre.

J'implore donc, pour cet objet, l'appui et l'assistance des habitants de Paris et de tous les amis de l'humanité.

Joseph TISSOT,
Ancien fondateur et directeur d'Hospices d'aliénés.

(La suite prochainement.)

Paris. typ. Wittersheim. rue Montmorency, 8.

AUTRES OUVRAGES DU MÊME AUTEUR :

DE LA FOLIE ET DU DÉLIRE, 1 vol. in-12. Prix : 1 franc.

Ce livre, très-curieux, intéresse au plus haut degré tout le genre humain par les matières qu'il traite et les importantes vérités qu'il révèle.

—

ÉTAT DÉPLORABLE DES ALIÉNÉS, 1 vol. in-18. Prix : 1 fr.

CRIS DE DÉTRESSE EN FAVEUR DES PAUVRES ALIÉNÉS, 1 vol. in-18. Prix : 1 franc.

—

LES ALIÉNÉS DEVANT LES ASSISES ET LES CONSEILS DE GUERRE, 1 vol. in-8. Prix : 1 franc.

—

DÉFENSE D'UN JEUNE ÉTUDIANT EN MÉDECINE, CONDAMNÉ PAR ERREUR A LA PEINE DE MORT, in-8. Prix : 50 cent.

—

PROJET DE NOUVELLE ORGANISATION DES ÉTABLISSEMENTS D'ALIÉNÉS, in-18. Prix : 40 cent.

Ces divers ouvrages dévoilent les affreuses tortures physiques et morales dont les aliénés sont victimes, et indiquent les moyens d'améliorer leur sort et de les guérir.

—

LE CHOLÉRA, SA NATURE ET SA VÉRITABLE CAUSE. MOYENS DE S'EN PRÉSERVER ET DE LE GUÉRIR, 1 vol. in-18. Prix : 30 centimes.

Cet ouvrage révèle en outre les véritables principes de la médecine.

—

L'ART D'ADMINISTRER LES REMÈDES ET DE SOIGNER LES MALADES, 1 vol. in-18, avec plusieurs fig. Prix : 1 franc.

Ces ouvrages se vendent à Paris, chez l'auteur, rue d'Enfer, 45, tous les jours, depuis midi jusqu'à 3 heures, *au profit et pour la defense des pauvres et trop malheureux alienes*,—et chez les libraires indiqués.

Paris. — Imprimerie Wittersheim, 8, rue Montmorency.

AUTRES OUVRAGES DU MÊME AUTEUR :

DE LA FOLIE ET DU DÉLIRE, 1 vol. in-12. Prix : 1 franc.

Ce livre, très-curieux, intéresse au plus haut degré tout le genre humain par les matières qu'il traite et les importantes vérités qu'il révèle.

—

ÉTAT DÉPLORABLE DES ALIÉNÉS, 1 vol. in-18. Prix : 1 fr.

CRIS DE DÉTRESSE EN FAVEUR DES PAUVRES ALIÉNÉS, 1 vol. in-18. Prix : 1 franc.

—

LES ALIÉNÉS DEVANT LES ASSISES ET LES CONSEILS DE GUERRE, 1 vol. in-8. Prix : 1 franc.

—

DÉFENSE D'UN JEUNE ÉTUDIANT EN MÉDECINE, CONDAMNÉ PAR ERREUR A LA PEINE DE MORT, in-8. Prix : 50 cent.

—

PROJET DE NOUVELLE ORGANISATION DES ÉTABLISSEMENTS D'ALIÉNÉS, in-18. Prix : 40 cent.

Ces divers ouvrages dévoilent les affreuses tortures physiques et morales dont les aliénés sont victimes ; et indiquent les moyens d'améliorer leur sort et de les guérir.

—

LE CHOLÉRA, SA NATURE ET SA VÉRITABLE CAUSE. MOYENS DE S'EN PRÉSERVER ET DE LE GUÉRIR, 1 vol. in-18. Prix : 30 centimes.

Cet ouvrage révèle en outre les véritables principes de la médecine.

—

L'ART D'ADMINISTRER LES REMÈDES ET DE SOIGNER LES MALADES, 1 vol. in-18, avec plusieurs fig. Prix : 1 franc.

Ces ouvrages se vendent à Paris, chez l'auteur, rue d'Enfer, 45, tous les jours, depuis midi jusqu'à 3 heures, *au profit et pour la defense des pauvres et trop malheureux alienes*,—et chez les libraires indiqués.

Paris. — Imprimerie Wittersheim, 8, rue Montmorency.

www.ingramcontent.com/pod-product-compliance
Ingram Content Group UK Ltd.
Pitfield, Milton Keynes, MK11 3LW, UK
UKHW032037260826
14628UKWH00007B/3022

9 782019 655044